AF578968

L'ACCOUCHEMENT ANTISEPTIQUE

A LA MATERNITÉ DE PAU

L'ACCOUCHEMENT ANTISEPTIQUE

PAR

LE SULFATE DE CUIVRE

À

LA MATERNITÉ DE PAU

PAR

Le Docteur Constant ROBERT

Directeur-Professeur du Cours départemental d'Accouchement,
Membre titulaire de la Société de Thérapeutique de Paris,
Chevalier de la Légion d'Honneur,
Médecin consultant à Cauterets.

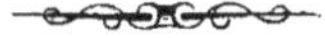

PARIS

G. MASSON, ÉDITEUR, LIBRAIRE DE L'ACADÉMIE DE MÉDECINE

120, BOULEVARD SAINT-GERMAIN, 120

1890

C'est à la mémoire de mon vénéré maître le Professeur Depaul et à celle de mon ami le Dr Henri Duboué que je consacre ce travail.

Dr ROBERT

L'ACCOUCHEMENT ANTISEPTIQUE

A LA MATERNITÉ DE PAU

Attaché depuis vingt ans à la Maternité de Pau, à des titres divers, je n'avais eu à constater qu'un seul cas de septicémie puerpérale jusqu'en 1887 ; et, cependant, il faut bien avouer que, de 1868 à 1874, l'installation de cet établissement, dirigé alors par mon regretté et excellent ami, le Dr Duboué, présentait les conditions les plus favorables au développement des germes infectieux et constituait pour eux le plus propice des terrains de culture.

Situé dans un quartier de la ville, alors infect, et dans une vieille maison, aux murs intérieurs sales et repoussants, aux latrines délétères, s'ouvrant et se ventilant dans l'intérieur seulement, la Maternité n'offrait à ses pensionnaires que de petites cellules de trois mètres carrés, mal tenues et munies d'un grabat, aux matelas et paillasses souillés par vingt années de service à peu près continu. Là, sur ce vrai lit de misère, la femme subissait les douleurs de l'enfantement et les suites de couches; là, encore, séjournaient, pendant toute cette dernière période, la mère, l'enfant et une élève de garde! Toutes les causes d'infection : la misère physiologique de nos pensionnaires, la malpropreté du matériel et l'encombrement des lieux, se trouvaient donc réunis à souhait pour créer, de toutes pièces, les microbes, les développer à l'aise et leur livrer une proie facile.

De 1874 à 1882, la Maternité se trouva en meilleure situation. Transférée au centre de la ville, dans un établissement largement aéré, ouvrant par deux façades sur le vaste jardin de l'hôpital, elle se prêtait assurément à d'heureuses combinaisons d'emménagement intérieur; mais la distribution des locaux ne fut pas bien comprise : des salles spéciales pour l'accouchement n'avaient pas été réservées; les chambres, destinées à nos pensionnaires, étaient, comme autrefois, de trois mètres seulement et continuaient à donner asile, pendant les suites de couches, à la mère, à l'enfant et à une élève de garde; la literie était dans le même état de misère malpropre et le même grabat servait encore à l'accouchement et aux suites de couches. Ajoutez à ce triste tableau que des peaux de mouton, destinées à recevoir les lochies, servaient successivement, après un lavage sommaire sous un robinet d'eau froide, à une foule de pensionnaires. De plus, enfin, les accouchées n'étaient soumises à aucune toilette locale et croupissaient ainsi dans un odieux purin, pendant toute la période puerpérale.

Cette installation était assurément bien lamentable, bien contraire aux règles de l'hygiène la plus élémentaire ; mais les dotations du département ne comportaient pas d'autres dépenses, et mon ami, le Dr Duboué, ne pouvait que déplorer cette misère.

Et cependant, je le répète, dans ce milieu, si propice à la genèse des microbes les plus infectieux, l'état sanitaire de nos accouchées restait encore parfait, et là, pas plus que dans la ville, nous n'avions à signaler, à de très longs intervalles, que quelques cas très rares de septicémie puerpérale.

En 1882, je pus, en prenant la direction du cours d'accouchements et de la Maternité, grâce aux efforts de la charité privée : créer des chambres très spacieuses, à deux fenêtres, destinées à recueillir nos accouchées; organiser complètement deux salles d'opération; renouveler et transformer enfin la literie, qui fut mise en parfait état de propreté et même de confort. Les fameuses peaux de mouton, réceptacles infects de tant d'excrétions de tous genres, furent brûlées et remplacées par des toiles cirées, pour protéger la literie. Enfin, des injections vaginales boriquées furent réglementairement prescrites, deux fois par jour, à toute accouchée et confiées à l'élève de service, sous la surveillance de l'accoucheuse en chef.

Depuis cette nouvelle organisation, tout accouchement a lieu dans la salle d'opération et, deux heures après, la femme est transportée sur un chariot-lit, en parfait état de propreté, dans la chambre qui lui est exclusivement réservée, ainsi qu'à l'enfant, pendant toute la durée de son séjour.

Telles furent les conditions nouvelles de fonctionnement de la Maternité de 1882 à 1887.

A cette époque, des cas assez nombreux de septicémie puerpérale s'étant produits dans la clientèle de la ville, je crus prudent de redoubler de précautions antiseptiques, bien que notre établissement fût indemne de tout accident.

En conséquence, les injections vaginales boriquées furent remplacées par des injections à l'acide phénique (2/100); des compresses, trempées dans la même solution, furent constamment appliquées sur la vulve et les chambres des accouchées désinfectées par des vaporisations de solutions concentrées d'acide phénique, conformément à la pratique du Dr Ribemont-Dessaignes, à l'hôpital Beaujon. Ces précautions me paraissaient, je l'avoue, un peu superflues, dans ce milieu que j'avais toujours connu si propice à nos accouchées, alors même que les prescriptions hygiéniques étaient complètement délaissées. Quoiqu'il en fût, j'étais heureux de saisir cette occasion pour introduire dans la Maternité une méthode antiseptique plus rigoureuse et d'y former nos élèves par la pratique de chaque jour.

Les faits, cependant, allaient me démontrer bientôt que ces nouvelles prescriptions antiseptiques n'étaient pas encore suffisantes, et que le milieu, transformé, sans doute, par l'augmentation de la population de notre ville et par quelques imperfections dans notre système d'égoût, nécessitait une sévérité beaucoup plus grande dans l'application de la méthode.

Le 17 décembre 1887, une fille-mère, rachitique, à bassin vicié (six centimètres), se présentait à la Maternité et accouchait, après une série d'opérations fort pénibles et difficiles. Le lendemain et le surlendemain, l'état de l'accouchée était absolument satisfaisant ; mais, le 20 décembre, apparut une péritonite infectieuse, et, malgré deux injections vaginales et trois injections intra-utérines phéniquées (2/100) pratiquées chaque jour, la malade succombait le 24 janvier. L'autopsie, pratiquée dans la maison par mon ami le Dr Ferré, second médecin-adjoint, confirma le diagnostic et permit d'extraire le bassin vicié, qui figure aujourd'hui dans la collection de M. le Dr Ribemont-Dessaignes, professeur-agrégé à la Faculté de Médecine.

Voici, d'ailleurs, cette intéressante observation, qui nous inspira quelques doutes sur la valeur antiseptique de l'acide phénique. (Observation I)

OBSERVATION I

Recueillie par Mme Puyou, accoucheuse en chef.

Bassin rachitique à six centimètres. Présentation du plan latéral gauche en 2e position.

Opérations pratiquées : Version céphalique par manœuvre interne ; deux applications consécutives du forceps Tarnier et une application de céphalotribe sans résultat, par le fait du glissement de la tête. Perforation du crâne, rendue impossible par l'extrême mobilité de la tête et par l'ossification exagérée de l'occipital. Version podalique et extraction du fœtus jusqu'aux épaules ; perforation de l'occipital et écoulement d'une petite quantité 30 à 40 gr. de substance cérébrale. Le doigt accroche le menton et l'extraction complète a lieu.

Autopsie : péritonite purulente.

La nommée M. E., âgée de 39 ans, à facies vieillot, à prognathisme très accentué (museau de singe), d'intelligence plus que médiocre, et ayant antérieurement accouché d'un avorton, se présente à la Maternité de Pau le 17 décembre 1887.

Examen et mensuration du corps : Les membres inférieurs sont légèrement incurvés et très courts ; la crête du tibia présente des nodosités osseuses sur toute son étendue. La hauteur totale du corps est 1 m. 39 ; les membres inférieurs, du grand trochanter au talon, atteignent 0 m.71 ; le buste, du grand trochanter au sommet de l'épaule, mesure 0 m.52 ; les membres supérieurs, du sommet de l'épaule au poignet, ont une longueur de 0 m. 40.

Dans la nuit du 18 décembre, cette femme se trouve inondée de sang et accuse des contractions utérines. Par le toucher vaginal, on trouve le col de l'utérus très élevé et en arrière ; la dilatation commence à se produire.

Vers 4 heures du matin, deux heures après le début du travail, l'orifice de dilatation présente un diamètre égal à celui d'une pièce de 5 francs, en argent ; les contractions sont énergiques et régulières, séparées les unes des autres par un intervalle de cinq minutes, environ ; la région fœtale est très élevée au-dessus du détroit supérieur et fuit, sous la pression du doigt explorateur ; par suite, il est encore impossible de la reconnaître. La pulpe du doigt indicateur rencontre bien vite une demi-circonférence dure, de résistance osseuse et fortement proéminente : c'est l'angle sacro-vertébral. Le diamètre sacro-sous-pubien mesure huit centimètres et demi, sans déduction ; et nous en concluons que le diamètre antéro-postérieur du détroit supérieur mesure, au plus, sept centimètres.

Par l'auscultation, on entend le maximum d'intensité des bruits du cœur fœtal au niveau d'une ligne horizontale passant par l'ombilic; et ils se propagent très nettement dans le sens transversal.

Par le palper abdominal, on trouve la tête du fœtus dans la fosse iliaque droite et le siège dans la fosse iliaque gauche.

Le doute n'est donc plus possible, et il s'agit bien d'une présentation du tronc.

Malgré l'énergie des contractions utérines, la dilatation s'effectue très lentement. Vers 11 heures du matin, le col était cependant dilatable et pouvait permettre l'introduction lente et prudente de la main. Aussi, et après s'être assuré de la position (2e position du plan latéral gauche), le Dr Robert, directeur du cours d'accouchement, pratique la version céphalique par manœuvre interne et applique, immédiatement après, le forceps Tarnier. Cette application, deux fois renouvelée, échoue par le fait de l'extrême mobilité de la tête, aussi bien qu'une application consécutive de céphalotribe. Le Dr Robert tente alors la perforation du crâne, mais s'aperçoit bien vite que le perforateur glisse sur l'occipital et ne pénètre point ; le doigt, introduit alors dans la boutonnière pratiquée dans le cuir chevelu, constate une ossification très exagérée de l'occipital.

Toutes ces tentatives ayant échoué, M. Robert se décide à pratiquer la version pelvienne; la réussit, après de grandes difficultés, et extrait le fœtus jusqu'aux épaules; mais le menton s'accroche alors au détroit supérieur, ainsi qu'il avait été prévu et annoncé. A ce moment, l'occiput est en rapport avec la face postérieure de la symphyse pubienne, et le perforateur, grâce aux tractions exercées sur le tronc, pour immobiliser la tête, pénètre, après quelques efforts, dans la cavité crânienne et il s'écoule de 30 à 40 gr. de substance cérébrale ; le bras droit, s'étant relevé sur le côté de la tête pendant l'extraction du tronc, M. Robert arrive à le réduire et à le sectionner, au niveau de l'articulation scapulo-humérale. Cela fait, il introduit un doigt dans la bouche de l'enfant, produit une flexion forcée de la tête sur le plan antérieur et, avec de grands efforts, extrait la tête, après avoir placé ses grands diamètres dans le sens des diamètres obliques du bassin.

La délivrance n'a présenté aucune particularité et la malade a supporté le mieux possible les multiples opérations que nous venons de décrire.

L'enfant pèse 3 kil. 125 gr. et a une longueur de 0 m. 50 ; les ongles des doigts sont bien développés et la peau est recouverte d'une bonne couche d'enduit sébacé. L'examen de la tête démontre de son côté que cet enfant est bien à terme.

Suites de couches : Le 19 décembre, la température est a 36°, le matin ; la journée a été calme et la malade a pris plusieurs bouillons ; la matrice est bien rétractée ; le ventre indolore. Traitement : vaporisation phéniquée dans la pièce ; compresse phéniquée sur la vulve, deux injections vaginales phéniquées.

A 7 h. du soir la température est de 37°.

Le 20 décembre. — La malade a quitté son lit pendant la nuit, à l'insu de l'élève de garde et malgré les recommandations faites. Son imbécilité explique, d'ailleurs, cette incartade. La température du matin est encore de 36° et celle du soir à 38°. Le ventre est un peu douloureux et tendu dans la fosse iliaque droite.

Prescription : deux injections vaginales et une injection intra-utérine phéniquée ; application constante et fréquemment renouvelée de compresses phéniquées sur la vulve. En outre, onctions d'onguent napolitain belladoné sur la région douloureuse et enveloppement du ventre dans une rame de ouate ; 0g 76c sulfate de quinine à l'intérieur.

Le 21 décembre. — Nuit très agitée ; l'indocilité de l'accouchée ne permet pas de prendre la température du matin. Abdomen tendu et très douloureux ; vomissements poracés, facies grippé. La température du soir est de 39°7. Même prescription médicale que la veille ; bouillon et lait avec du rhum ; deux injections intra-utérines.

Le 22. — Même état. La malade est plus affaiblie.

Le 23. — Délire ; température du matin et du soir 39°7. Les lochies, malgré les injections phéniquées intra-utérines, sont très fétides ; ventre très douloureux et ballonné ; vomissements poracés, facies hippocratique, pouls très petit à 130.

Le 24. — La malade est extrêmement affaiblie, refuse toute alimentation ; délire constant et hallucinations ; la mort survient à 4 h. du soir.

Autopsie : Il n'y a de lésion traumatique ni dans la cloison recto-vaginale, ni dans l'utérus. Cet organe est couché sur le côté droit. Le péritoine contient 250 gr. environ de liquide purulent et a l'aspect granulé et vivement injecté.

Le bassin est généralement petit dans tous ses diamètres. Le diamètre antéro-postérieur du détroit supérieur, mesuré de l'angle sacro-vertébral au bord supérieur de la symphyse pubienne, donne exactement sept centimètres ; Un diamètre antéro-postérieur, mesuré du milieu de l'angle sacro-vertébral au milieu de la face postérieure de la symphyse pubienne donne six centimètres, par le fait d'une exostose développée à la face postérieure de cette symphyse ; les diamètres obliques gauche et droit du détroit supérieur mesurent dix centimètres.

Le diamètre antéro-postérieur de l'excavation pelvienne a six centimètres ; le diamètre transverse a huit centimétres et demi; les diamètres obliques sont à dix centimètres.

Les diamètres correspondants du détroit inférieur mesurent tous neuf centimètres.

L'examen du crâne du fœtus fait reconnaître une ossification exagérée de toutes les pièces. L'occipital et les pariétaux sont plus particulièrement épais et résistants ; la fontanelle postérieure est ossifiée. Pour arriver à sectionner l'occipital et les pariétaux, il faut user des forts ciseaux de Baudelocque et appuyer énergiquement des deux mains. Le Dr Robert constate, d'ailleurs, que c'est la seconde fois qu'il trouve à la Maternité de Pau une ossification exagérée des os du crâne sur des enfants issus de femmes rachitiques.

Les diamètres de la tête, après la compression et l'évacuation d'une petite quantité de substance cérébrale, mesurent : 1° L'occipito-mentonnier 0,12 c., 2° le bi-pariétal 0,09 c., 3° le bi-temporal 0,07.

Depuis le décès de cette femme (24 décembre 1887), et malgré les mesures rigoureuses de désinfection qui furent prises pour la literie et pour la chambre qu'elle avait occupée (chambre qui resta condamnée pendant trois mois), l'état sanitaire de la Maternité se transforma. Les suites de couches devinrent généralement anormales : nous voyions apparaître souvent des péritonites partielles ou encore des accès de fièvre, analogues à des accès palustres ; mais l'emploi des injections vaginales phéniquées et du sulfate de quinine avaient, dans les premiers temps, assez rapidement raison de ces accidents qui revenaient, cependant, avec un caractère de plus en plus sévère.

En juillet 1888, mon collègue le Dr Ferré, qui me

remplaçait dans le service de la Maternité, eut affaire à deux cas graves de septicémie puerpérale, qui furent traités et guéris par les injections intra-utérines au sublimé à 1/2000.

En octobre et novembre de la même année, nous observâmes encore des anomalies sérieuses dans les suites-de-couches ; et, dès lors, peu satisfait des injections vaginales phéniquées, effrayé aussi des cas cités de gangrène phéniquée et des méfaits graves attribués au sublimé par Hégar, Schatz, Franket, Kaltembach, Battlehner, et plus récemment par le Dr Doléris, je résolus de recourir au sulfate de cuivre, préconisé par le professeur Charpentier et Doléris. La médication antiseptique fut établie, dans les moindres détails, par un réglement que nous reproduisons, in-extenso, à la fin de l'ouvrage, car il nous paraît utile de bien préciser les conditions dans lesquelles nous allions ouvrir une lutte acharnée contre les microbes de plus en plus envahissants.

Les points importants de ce règlement consistent : 1° dans le lavage au sulfate de cuivre des parties génitales externes avant l'accouchement ; 2° dans l'administration d'une injection vaginale ou intra-utérine, avec la même solution (1/100), immédiatement après la délivrance ; 3° dans la continuation de ces injections vaginales ou intra-utérines (deux par jour) pendant toute la durée des suites des couches.

Sous l'influence de cette nouvelle médication, rigoureusement surveillée par notre excellente accoucheuse en chef, l'état sanitaire devint très satisfaisant, en décembre 1888 et janvier 1889 ; nos opérées, elles mêmes, échappèrent à toute atteinte infectieuse, et je citerai, entre autres cas heureux, l'observation suivante fort intéressante par elle même et fort rare.

OBSERVATION II

Recueillie par Mme Puyou, accoucheuse en chef.

Membrane cicatricielle résistante oblitérant complètement le vagin.

Le 12 janvier 1889, M. Juppé, médecin à Bruges, nous présentait à la Maternité la femme T..., 30 ans, ménagère, en proie, depuis trois jours, aux douleurs d'enfantement et parvenue à la période expultrice. Trois de nos confrères, docteurs-médecins à Nay, mandés auprès de cette femme par M. Juppé, avaient conseillé le transport dans notre établissement.

Le Dr Robert constata, en pratiquant le toucher vaginal, que le doigt était arrêté à cinq centimètres au-dessus de l'orifice vulvaire par une membrane circulaire, directement adhérente aux parois du vagin, bombant fortement au moment de la contraction, à surface parfaitement lisse, sauf sur un point très limité, situé en arrière et à gauche, où le doigt sentait nettement une élevure linéaire, un peu rugueuse, de 5 milim. de longueur environ. L'introduction du spéculum de Cusco confirma les résultats fournis par le toucher et nous vîmes une gouttelette de muco-pus blanchâtre sourdre lentement, au niveau de l'élevure linéaire, signalée sur la membrane obturatrice.

Le Dr Robert porta avec précaution la pointe d'un bistouri dans ce minime pertuis, le débrida par des incisions multiples, de quelques millimètres, et agrandit ultérieurement l'ouverture avec le doigt indicateur. Au-dessus de cette membrane obturatrice, épaisse et résistante, la pulpe du doigt tomba sur un feutrage épais de fausses membranes, que le doigt put détruire, pour atteindre la région fœtale qui se présentait (O. I. G. A.) immédiatement au-dessus, entièrement dégagée, mais recouverte encore par la poche des eaux, presque absolument plate. Cette poche fut rompue, et le Dr Robert, ayant constaté le bon état de l'enfant et pensant que les contractions utérines, d'ailleurs fort énergiques, suffiraient à vaincre la faible résistance que pouvait opposer encore la membrane cicatricielle obturatrice, incomplètement débridée, résolut d'abandonner la fin du travail aux efforts de la nature.

Une heure après, cependant, il revenait auprès de la femme en couches ; constatait que, malgré l'énergie des contractions, les débris de la membrane cicatricielle s'opposaient à l'expulsion, que les forces de la malade, surmenée par trois jours de souffrance, faiblissaient visiblement et que les battements du cœur de l'enfant perdaient de leur fréquence.

Il se hâta, dès lors, d'achever le débridement de la membrane obturatrice, d'appliquer le forceps et amena rapidement un fœtus à terme, en bon état.

Neuf jours après, cette femme quittait la Maternité complètement rétablie et n'ayant présenté aucun trouble fébrile pendant toute la durée de son séjour, grâce, sans doute, au traitement antiseptique.

Pour compléter cette observation, nous devons dire que la femme en question avait eu une grossesse, neuf ans avant son entrée à la Maternité, suivie d'un accouchement rapide. Deux jours après, elle se levait pour vaquer à ses affaires et fut prise d'une hémorrhagie très abondante. Bientôt, une péritonite se déclarait et le Dr Casson pratiqua, à l'hôpital de Pau, une large incision dans la fosse iliaque droite, qui donna issue, paraît-il, à une grande quantité de pus. Quelques semaines, enfin, après cette opération, cette femme rentra chez elle et, là, elle eut, par le vagin, une véritable débâcle de pus qui dura 4 ou 5 jours.

Depuis lors, et à la suite de cures répétées aux Eaux-Chaudes, sa santé se rétablit lentement, mais la période des règles fut toujours extrêmement douloureuse, ce qui s'explique fort bien par la présence de la membrane obturatrice, au pertuis imperceptible.

Nous avons minutieusement examiné cette femme, avant sa sortie de la Maternité, au toucher et au speculum. Le vagin est nettement divisé en deux parties, à peu près égales, par les débris de la membrane obturatrice : la partie inférieure présente dans toute son étendue un calibre normal, une muqueuse saine, d'un rouge encore un peu vineux ; la partie supérieure est, au contraire, notablement rétrécie et la muqueuse présente de nombreuses cicatrices, d'un blanc nacré ; la portion vaginale du col est entièrement détruite.

Nous pensions, donc, en avoir fini avec les suites de couches anormales ou franchement infectieuses, quand nous vîmes brusquement reparaître l'ennemi plus menaçant que jamais.

Le 12 janvier 1889, une de nos accouchées (observation n° 3) fut atteinte de péritonite partielle, avec fièvre qui s'éleva, à plusieurs reprises, à + 40°; les injections vaginales au sulfate de cuivre, répétées trois fois par jour, le sulfate de quinine à l'intérieur réussirent, cependant, à la rétablir très complètement au bout de quelques jours.

Le 26 février, deux cas de septicémie, plus graves encore que le précédent, s'offraient à notre observation. Ici, nous dûmes recourir, devant la sévérité et la ténacité particulières des accidents, aux injections intra-utérines au sulfate de cuivre, pratiquées trois fois par jour, à la dose moyenne de six litres par séance. Nous eûmes, d'ailleurs (observations nos 4 et 5), après bien des émotions contraires, la satisfaction de sauver ces deux malades.

OBSERVATION III

La nommée C. P., couturière, 21 ans, enceinte pour la seconde fois, entre à la Maternité le 12 février à 7 h. 1/2 du soir et accouche naturellement, et à terme, le même jour, à 9 heures du soir (O. I. G. A.).

Le 13 février.— L'état de l'accouchée est très satisfaisant, et la température s'élève à 37° le matin et à 37°3 le soir.

Le 14 février. — Nous trouvons, à la visite du soir, une sensibilité assez vive dans la fosse iliaque droite et l'accouchée un peu nerveuse et fébrile. T. matin 37°6. T. soir 38°5.

Deux injections vaginales au sulfate de cuivre 1/100, de deux litres chacune.

15 février. — Douleur persistante dans la fosse iliaque droite ; langue humide ; facies bon ; lochies normales. T. matin 37,7. T. soir 38°.

Deux injections vaginales au sulfate de cuivre, comme devant.

16 février. — Même état que la veille. T. matin 37,5 ; T. soir 38°.

17 février. — La douleur dans la fosse iliaque droite est plus vive et plus étendue ; langue un peu sèche, facies grippé. T. 39°2 matin. T. à 2 heures de l'après-midi 39°7. T. soir 39°. Lochies normales.

Deux injections vaginales au sulfate de cuivre ; 0,60c sulfate de quinine.

18 février. — La malade paraît bien mieux : douleur moins vive et moins étendue dans la fosse iliaque droite ; facies bon, langue humide, lochies normales.

La température du matin est à 37°, mais s'élève brusquement à 40° à 1 heure de l'après-midi, pour retomber, le soir à 8 heures, à 37°8.

Même traitement.

19 février. — La fosse iliaque est toujours douloureuse à la pression ; faciès grippé, langue un peu sèche. T. matin 37°6. T. à 2 heures de l'après-midi 39°7. T. soir 39°.

Même traitement.

20 février. — État stationnaire : T. matin 37°. T. à 1 heure de l'après-midi 37°2. T. soir 40°.

Même traitement.

21 février. — État stationnaire : T. matin 38°. T. à 1 heure de l'après-midi, 40°2 ; langue rôtie. T. soir 37°.

Trois injections vaginales au sulfate de cuivre ; 0,80c sulfate quinine.

22 février. — L'état de la malade est très satisfaisant : langue humide ; pouls large à 75 ; pas de douleur à la pression dans la fosse iliaque droite ; le globe utérin est ferme, bien contracté, à 5 centim. au-dessus de la symphyse pubienne ; faciès bon, lochies normales.

T. matin 36°. T. soir 36°7.

Même traitement que la veille.

23 février. — L'amélioration s'accentue, et la malade réclame vivement des aliments plus abondants.

T. matin 36°4, pouls à 68. T. soir 36°7.

Même traitement.

24 février. — Les forces reviennent et la malade nous demande son exeat.

T. matin 37°2.

Cette observation est d'autant plus remarquable que les injections vaginales au sulfate de cuivre ont eu raison, à elles seules, des accidents septicémiques graves qu'elle constate.

OBSERVATION IV

Marie F..., 19 ans, primipare, entre à la Maternité le 22 février 1889, à 5 h. du matin.

La grossesse n'a rien présenté d'anormal et le travail, commencé à 1 h. du matin, se continue régulièrement. Le fœtus se présente en O. I. G. A. et son expulsion a lieu à 10 h. du matin. Il est à terme et pèse 2710 gr. La délivrance s'effectue naturellement. Nous constatons une érosion à la face interne de la petite lèvre gauche et une déchirure à la commissure postérieure de la vulve.

L'état de l'accouchée est excellent et la température du soir à 8 h. est de 36°6, le pouls à 68. La même situation est constatée pour les 23, 24 et 25 février.

Traitement. — Deux injections vaginales, par jour, d'une solution de sulfate de suivre à 1/100, ont été régulièrement pratiquées, pour parer aux accidents septicémiques, que nous fait redouter la morbidité particulière de l'établissement, depuis quelques jours.

Le 26.— La malade accuse une douleur abdominale assez vive, que le palper augmente et qui s'étend à tout le globe utérin et aux parties avoisinantes ; les lochies ne sont pas fétides; la température est à 37°4 et le pouls à 70 ; le soir, la température s'élève à 39°2 et le pouls à 78. Un frisson notable, mais de courte durée, a précédé cet accès de fièvre, qui a commencé à 2 heures de l'après-midi. Les injections vaginales au sulfate de cuivre ont entraîné, dans la journée, quelques débris de membrane. Sulfate de quinine 0,60c.

27 février. — La douleur abdominale est encore plus vive et plus étendue ; la face vultueuse ; pas de fétidité des lochies. La température du matin est à 39°2, le pouls à 98 ; le soir à 8 h. la température s'élève à 39°4, le pouls à 107. Application d'une couche de collodion sur le ventre ; sulfate de quinine 0,75c; deux injections vaginales au sulfate de cuivre.

28 février. — La malade est mieux ce matin : le ventre est moins douloureux ; la température est à 37°, le pouls à 80. Mais la fièvre reparait, à 2 heures de l'après-midi, précédée d'un frisson, et la température est à 39°1, le pouls à 98, à 8 h. du soir. Le ventre est ballonné et douloureux à la pression, dans presque toute son étendue. Pas de fétidité des lochies. Même traitement que la veille.

1er Mars. — La nuit a été fort agitée, mais la rémission du matin se produit comme la veille ; la température est à 37°2, le pouls à 80 ; le ventre reste encore ballonné et douloureux, et la malade exécute difficilement les mouvements des membres inférieurs.

A 11 heures du matin, le Dr Robert pratique une injection intra-utérine, avec deux litres de la solution de sulfate de cuivre à 1/100 et continue l'emploi du sulfate de quinine.

A 2 heures de l'après-midi, la température s'élève à 38°. A 5 heures du soir, nouvelle injection intra-utérine, avec deux litres de la solution de sulfate de cuivre.

A 8 heures du soir, la température est à 39°5, le pouls à 110.

2 mars. — Ventre encore ballonné et douloureux; température du matin à 37°2, pouls à 67. Injection intra-utérine, à 10 h. du matin, avec la solution cuprique.

A 2 h. de l'après-midi, la température est à 37°9, mais remonte à 39° à 8 h. du soir, pouls à 88.

Il a été fait une nouvelle injection cuprique intra-utérine, à 5 heures du soir ; 0,75 sulfate quinine.

3 mars. — La température est ce matin à 37°9, le pouls à 71 ; ventre ballonné et douloureux ; les lochies sont un peu fétides ; la nuit a été fort agitée. L'injection intra-utérine est faite à 10 heures du matin.

A 2 heures de l'après-midi, la température s'élève à 40°3, mais la la langue reste humide. Nous pratiquons, à 5 heures du soir, une injection intra-utérine ; et, cette fois, avec six litres de la solution cuprique à 1/100, au lieu de deux litres.

A 8 heures du soir, la température tombe a 39°5.

4 mars. — La nuit a été bonne ; le facies, grippé hier, est aujourd'hui calme et reposé ; le ventre est moins douloureux ; la température est ce matin à 37°, le pouls à 69. Injection intra-utérine cuprique, avec six litres ; 0,75 sulfate de quinine.

A 2 heures, la température s'élève à 41°, le pouls à 120. Injection intra-utérine, avec six litres de la solution cuprique à 5 heures du soir ; 0,75 sulfate quinine.

A 8 h. du soir, la température est à 40°5, le pouls à 115 ; la langue est restée constamment humide, malgré la violence de la fièvre.

La déchirure de la fourchette et l'érosion, signalée à la face interne de la petite lèvre gauche, sont recouvertes d'un enduit grisâtre, que nous enlevons et nettoyons au sulfate de cuivre,

5 mars. — Le ventre est plus douloureux et la malade a peu dormi : la température est ce matin à 37°, le pouls à 70. Injection intra-utérine, avec six litres de la solution cuprique ; 0,75 sulfate de quinine.

A 2 h. de l'après-midi, frisson de longue durée ; la température s'élève à 40°5. A 8 heures du soir, la température est encore à 40°5 et le pouls à 110 ; Langue toujours humide.

Il a été fait, à 5 heures du soir, une nouvelle injection intra-utérine, avec six litres de la solution au sulfate de cuivre.

6 mars. — La température est le matin à 37°, le pouls à 39 ; la malade a pu bien dormir ; le ventre est moins douloureux ; l'érosion de la fourchette et de la petite lèvre commencent à prendre une teinte rosée. Injection intra-utérine, avec six litres de la solution cuprique ; sulfate de quinine 0,75.

A 2 heures du soir, la température est à 38°6. A 5 heures

du soir, deuxième injection intra-utérine, avec six litres de la solution cuprique.

A 8 heures du soir, la température est à 39°6, le pouls à 100.

7 mars. — La défervescence est notable : la malade a très bien reposé pendant la nuit ; le ventre n'est plus douloureux sur aucun point ; la déchirure de la fourchette et l'érosion de la petite lèvre ont une couleur franchement rosée. La température est à 36°8, le pouls à 63. Injection intra-utérine, avec six litres de la solution cuprique ; 0,75° sulfate quinine.

A 2 heures de l'après-midi, la température est à 37°. Deuxième injection, à 5 heures du soir, avec six litres de la solution cuprique.

A 8 heures du soir, la température est à 38° ; le pouls à 84.

8 mars. — La malade accuse un grand bien être à la visite du matin ; le ventre est indolore ; le fond de la matrice à 5 centimètres au-dessus de la symphyse pubienne ; l'écoulement lochial est purulent, mais en très petite quantité et sans odeur. La température est à 37° et le pouls à 63. Injection intra-utérine, avec trois litres de la solution cuprique.

A 2 heures de l'après-midi, la température est à 37° ; le fond de l'utérus à 3 centimètres 1/2 au-dessus du pubis et la malade nous demande son exeat.

OBSERVATION V

La femme Jean Eléonore, 20 ans, primipare, entre à la Maternité le 25 février 1889, à 11 h. du soir.

Le travail est commencé : la dilatation du col égale le diamètre d'une pièce d'un franc ; les contractions sont régulières et énergiques, et le fœtus se présente en O. I. G. A. A cinq heures du matin, la dilatation est complète ; on rompt la poche, et il s'écoule une petite quantité de liquide amniotique. Après la rupture de la poche des eaux, les contractions se ralentissent et finissent même par disparaître, pour ne reprendre leur énergie que 20 minutes après l'administration de 0,80c sulfate de quinine.

A 7 heures du matin, l'expulsion du fœtus est complète; il pèse 3 kil. 130 gr.

La délivrance se fait naturellement; le placenta et les membranes ont été extraits en entier. Nous constatons une déchirure superficielle de la commissure postérieure de la vulve.

26 février. — Rien à signaler : la malade est bien; la température, prise à 8 h. du soir, est à 36°9; le pouls à 60. Deux injections vaginales, avec la solution de sulfate de cuivre 1/100; compresses, imbibées dans la solution cuprique, appliquées sur les parties génitales externes.

27 février. — Depuis trois heures du matin, la malade se plaint d'une douleur constante et spontanée dans l'abdomen, que le palper aggrave. Le ventre est ballonné. Lavement huileux, avec une décoction de camomille ; deux injections vaginales avec la solution cuprique.

La température était le matin à 38°8, et le soir à 38°2.

28 février. — La malade est agitée ; le facies grippé, le ventre plus ballonné que la veille et douloureux dans toute son étendue; une éruption confluente d'herpès recouvre toute la lèvre supérieure et la moitié gauche de la lèvre inférieure. La température est ce matin à 38°2, le pouls à 88. Application d'une couche de collodion sur le ventre ; cinq centigr. de calomel, en cinq paquets, pris à intervalle d'une demi-heure.

La malade paraît un peu soulagée dans la journée, après avoir expulsé des gaz intestinaux ; le ventre est moins ballonné.

A 8 heures du soir, la malade est extrêmement agitée, en proie à une forte fièvre ; ventre très ballonné et très douloureux ; les lochies deviennent, pour la première fois, un peu fétides. La température est à 39°8, le pouls à 125 ; la langue est humide.

Il a été fait deux injections vaginales au sulfate de cuivre, dans la journée.

1er mars. — La nuit a été très mauvaise ; facies grippé ; ventre toujours ballonné et douloureux ; l'éruption d'herpès occupe entièrement la lèvre supérieure et se recouvre d'un enduit fuligineux ; la langue est humide. La température est à 39°5, le pouls à 105.

La malade est très faible ; le moindre mouvement éveille des douleurs très vives dans le ventre.

A 10 heures du matin, le Dr Robert pratique une première injection intra-utérine, avec deux litres de la solution cuprique et la renouvelle à 5 heures du soir.

En pratiquant cette opération, nous avons constaté que la déchirure superficielle de la commissure postérieure de la vulve, signalée après l'accouchement, s'était étendue en profondeur, de manière à présenter la forme d'une cupule, à bord élevé et à fond recouvert d'une pseudo-membrane, de couleur grisâtre.

A 2 heures du soir, la malade se trouve mieux et accuse des douleurs moins vives dans le ventre, qui est moins ballonné. La température s'est abaissée à 39°.

A 2 heures du soir, 2 heures 1/2 après la deuxième injection intra-utérine, la température est à 38° et le pouls à 80. Amélioration très notable dans tous les symptômes.

2 mars. — La malade a bon facies et a pu dormir. Le ventre n'est plus ballonné et la pression ne réveille qu'une douleur très obtuse, en certains points. La température du matin est à 38°3, le pouls à 80. Injection intra-utérine, a 10 heures du matin, avec six litres de la solution cuprique.

Le soir à 8 heures, la température est à 38° ; le pouls à 78.

3 mars. — L'amélioration se manifeste de plus en plus, et sur toute la ligne ; la malade fait elle même tous les

mouvements nécessaires pour se prêter à l'administration de l'injection intra-utérine, pratiquée à 10 heures du matin, avec six litres de la solution cuprique. La température est ce matin à 38°, le pouls à 70 ; à 2 heures du soir 37°7 ; le soir à 8 heures, 38°, pouls à 76.

4 mars. — La température est à 37°4, le pouls à 72, à 9 heures du matin ; à 2 heures, 37°5 ; le soir à 8 heures, 37°8, pouls à 76.

Injection intra-utérine le matin, avec six litres de la solution cuprique ; injection vaginale cuprique à 5 h. du soir.

5. mars. — Toute douleur abdominale a complètement disparu ; l'éruption d'herpès labial tend à s'effacer. La déchirure de la fourchette, qui avait pris un caractère ulcéreux en profondeur, ne s'est pas étendue depuis le 3 mars, mais le fond est encore recouvert d'une pseudo-membrane grisâtre, moins épaisse que les jours précédents et à travers laquelle percent, de ci de là, quelques points de couleur rosée.

Après avoir pratiqué une nouvelle injection intra-utérine, avec cinq litres de la solution cuprique, nous grattons l'ulcération de la fourchette avec un linge, pour détacher la pseudo-membrane, et nous cautérisons énergiquement les tissus sous-jacents au nitrate d'argent. La température du matin est à 37°, le pouls à 63.

A 2 heures, la température est à 38°2 et s'élève à 38°4, le soir à 8 heures.

La malade est d'ailleurs fort bien, et nous ne pouvons attribuer ce petit retour fébrile qu'à la cautérisation pratiquée le matin, qui a été fort douloureuse et a exaspéré la malade pendant toute la durée de la journée.

Injection vaginale cuprique, à 5 h. du soir.

6 mars. — Notre malade se plaint toujours très vivement de la cautérisation pratiquée la veille, et nous devons renoncer à pratiquer l'injection intra-utérine ; nous contentant de pratiquer, matin et soir, une injection vaginale.

Le ventre est, d'ailleurs, parfaitement souple et indolore ; l'état général excellent.

Température du matin 37°5, pouls à 80. Température du soir 38°7.

7 mars. — La malade a bien dormi et les effets de la cautérisation ont disparu ; l'ulcération de la fourchette a pris une teinte rosée et bourgeonne activement.

A 8 heures du matin, nous pratiquons, cependant, une dernière injection intra-utérine, avec 3 litres de la solution cuprique.

Température du matin 37°1, pouls 64.

Température du soir 37°5, pouls 93.

8 mars. — La malade est fort bien à tous égards ; l'ulcération de la fourchette n'est pas encore cicatrisée, mais en voie rapide de réparation.

La température du matin est à 37°, le fond de l'utérus à 5 centimètres au dessus du pubis.

La malade demande son exeat.

Les trois observations qui précèdent suffisaient à établir nos convictions sur la puissance antiseptique du sulfate de cuivre, mise déjà en évidence par les expériences du professeur Charpentier et Doléris. Mais des faits nouveaux devaient, en décembre 1889, corroborer notre foi entière en cet agent ; et si nous citons encore ces observations (n° 6, 7, et 8) c'est parce qu'il nous paraît bon d'affirmer l'évidence par la multiplicité des faits, après la séance de l'académie du 11 février, où le sulfate de cuivre fut dédaigneusement traité.

Voici donc ces trois cas, assurément très graves, brusquement et simultanément apparus, après une longue période de calme absolu, alors que, pour établir un parallèle entre le sulfate de cuivre et le sublimé, nous avions soumis nos accouchées à ce dernier antiseptique avant, pendant et après l'accouchement. A la même époque, les cas de septicémie puerpérale redoublaient de fréquence et d'intensité dans la clientèle pauvre et peu soigneuse de la ville.

L'un de ces cas (observation n° 6) a résisté au traitement antiseptique par le sulfate de cuivre, pratiqué, en dernier lieu, avec une persévérante et grande énergie, mais entrepris trop tard par les injections intra-utérines, alors que l'empoisonnement était déjà complet et irrémédiable. L'état sanitaire parfait de l'établissement, la soudaineté de l'attaque, la concomittance de l'influenza à l'état épidémique, la marche sournoise de cette infection puerpérale, précédée et accompagnée d'une bronchite aiguë, l'absence de toute douleur abdominale et la rétraction satisfaisante de l'utérus pendant les premiers jours, la persistance des lochies et leur odeur normale trompèrent mon observation, et me firent écarter trop longtemps le diagnostic de puerpérisme infectieux. De plus, enfin, les injections intra-utérines nous ont démontré que la délivrance n'avait pas été complète et que des lambeaux de membrane et de placenta étaient restés dans la cavité utérine. Prévenu de ce fait plus tôt, nous aurions immédiatement pratiqué les injections intra-utérines et, au besoin, le curage de l'utérus.

Le sulfate de cuivre ne peut donc être incriminé dans cette circonstance, et d'autant moins, je le répète, que les lavages et injections vaginales au sublimé (à

1/2000) furent exclusivement employés pendant les premiers jours et ne purent empêcher le développement des accidents septiques.

OBSERVATION VI

La femme M. P., primipare, 22 ans, entre à la Maternité le 12 décembre, à 4 h. du matin, et accouche très normalement (O. I. G. A.) le 13 à midi. Trois heures après la délivrance, il s'est produit une hémorrhagie.

Nous constatons, après l'accouchement, une déchirure très superficielle de la fourchette et quelques érosions superficielles, au pourtour de l'orifice vulvaire.

13 décembre soir. — L'accouchée tousse depuis quelques jours, dit-elle, et nous constatons une bronchite aiguë à gauche (râles muqueux et sons crépitants dans toute la hauteur). T. soir 38°2, pouls 110.

Il a été fait une injection vaginale au sublimé à 1/2000, immédiatement après la délivrance ; et cette même injection a été renouvelée à 8 h. du soir ; potion à l'oxyde blanc d'antimoine.

14 décembre. — Mêmes phénomènes stéthoscopiques ; lochies sanglantes et sans odeur ; l'utérus est bien rétracté; pas de douleurs abdominales ; quintes de toux persistantes.

T. matin 38°. Soir 38°9, pouls à 117.

Deux injections vaginales au sublimé ; potion à l'oxyde blanc d'antimoine.

15 décembre. — Même état que la veille. T. matin 38° ; soir 39°.

Vésicatoire camphré ; potion à l'oxyde blanc d'antimoine ; 2 injections vaginales au sublimé.

16 décembre. — Etat stationnaire : le ventre est indolore; la matrice bien rétractée, à 7 centim. au-dessus de la symphyse pubienne ; les lochies normales ; la toux moins

sèche ; l'expectoration facile et franchement muqueuse ; les phénomènes stéthoscopiques persistent.

T. matin 37°. Soir 38°9.

Deux injections vaginales au sublimé.

17 décembre. — Même état : T. matin 37°2 ; midi 36° ; soir 39°.

18 décembre. — Facies grippé ; toux sèche et quinteuse; les râles sous-crépitants secs dominent sur les râles muqueux. Le ventre est douloureux à la pression, dans la fosse iliaque droite ; les lochies ont une odeur fétide et entraînent avec elles des débris de membranes et de nombreux grumeaux informes ; l'utérus présente une consistance molle, sans rétractilité et s'étale largement au-dessus du détroit supérieur ; garde-robes diarrhéiques fréquentes. T. matin 40° ; midi 40° ; soir 40°.

Deux injections vaginales, d'un litre chacune, de la solution cuprique à 1/100 ; deux injections intra-utérines, de six litres chacune, de la même solution ; 0,75 sulfate de quinine.

19 décembre. — Même état que la veille : T. matin 39°8; midi 39°6 ; soir 40°2. Même traitement que la veille.

20 décembre. — Les lochies sont purulentes, plus fétides que la veille et entraînent de nombreux débris informes ; le facies est plus grippé, les narines pulvérulentes. En un mot, tous les symptômes s'aggravent.

T. matin 39°4 ; midi 40°2 ; soir 40°8.

Dès 5 heures du soir, nous avons soumis la malade à un lavage intra-utérin continu ; la sonde de Doléris est introduite à demeure par le Dr Ferré et donne passage le 20, 21 et 22, à un courant alterné d'eau bouillie et de solution cuprique.

Ce lavage continu entraîne, comme les injections intra-utérines antérieures, de nombreux débris, retenus encore dans la cavité utérine.

Malgré tous ces efforts, l'état de la malade s'aggrave de plus en plus et elle succombe le 23.

L'autopsie n'a pu être faite.

OBSERVATION VII

La femme L..., âgée de 24 ans, ménagère, primipare, entre à la Maternité le 12 décembre 1889, à 10 h. 1/2 du soir.

Cette femme est à terme et en travail et l'enfant se présente en O. I. D. P. Le mouvement de rotation se fait avec une extrême lenteur et, à 3 h. 1/2 du matin, le Dr Robert se décide à appliquer le forceps et amène rapidement un enfant en bon état. Il a été nécessaire de pratiquer des incisions latérales de la vulve, pour s'opposer à la déchirure du périnée. La délivrance a été complète et, immédiatement après, il a été fait une injection intra-utérine, avec un demi-litre de la solution au sublimé à 1/2000.

Cette femme tousse depuis quelques jours.

13 décembre matin. — Utérus bien rétracté à 12 centim. au-dessus de la symphyse pubienne; ventre indolore; T. 36°7.

13 décembre soir. — Quintes de toux sèche et fréquente dans le courant de la journée. T. 38°2.

Traitement : deux injections vaginales au sublimé.

14 décembre. — L'auscultation révèle à droite un souffle tubaire prononcé dans la région axillaire et des râles crépitants secs dans le tiers inférieur et postérieur. La rétraction utérine est bonne ; les lochies normales. T. matin 38° ; soir 39°.

Traitement : Deux injections vaginales au sublimé ; vésicatoire camphré de dix centim. carrés ; potion à l'oxyde blanc d'antimoine.

15 décembre. — Mêmes phénomènes stéthoscopiques ; phénomènes abdominaux et utérins négatifs ; mais, la

température s'étant élevée à 39°, dans l'après-midi, et à 40° à 6 h. 1/2 du soir, nous pratiquons, à 8 h. du soir, avec toutes les précautions possibles pour éviter un refroidissement, une injection intra-utérine avec 8 litres de la solution cuprique à 1/100.

Le 16. — Tous les phénomènes sont stationnaires : La malade a pu dormir. T. matin 38°. T. midi 38°. T. soir 36°. La fièvre est plus modérée et, l'attribuant à l'état pulmonaire, nous ne pratiquons pas d'injection intra-utérine.

Sulfate quinine 0,60c ; deux injections vaginales ; vésicatoire camphré dans la région axillaire droite.

Le 17. — Même état. La température a une tendance vers la baisse : T. matin 38° ; T. midi 37°4 ; T. soir 39°. 2 injections vaginales cupriques.

Le 18. — Même état. T. matin 38°. T. midi 39°. T. soir 38°8.

Le 19. — La malade a eu plusieurs garde-robes diarrheïques pendant la nuit ; symptômes abdominaux et utérins négatifs ; mais la respiration est courte, fréquente, et les phénomènes stéthoscopiques dénotent, à droite en arrière et dans le tiers inférieur, de l'hépatisation pulmonaire ; la langue est un peu sèche. T. matin 38°; T. midi 39°; T. soir 39°4.

Deux injections vaginales ; une injection intra-utérine, avec dix litres de la solution cuprique à 9 heures du soir ; vésicatoire à droite ; potion à l'oxyde blanc d'antimoine.

Le 28. — A la suite de l'injection intra-utérine, la température s'est abaissée et la malade a pu dormir pendant la plus grande partie de la nuit. Nous la trouvons en très bon état, à la visite du matin ; la température est tombée à 36°4 pour se relever à midi à 37°5 et à 39° à 8 h. du soir ; l'hépatisation pulmonaire droite a diminué et nous entendons, à nouveau, quelques râles crépitants secs. Diarrhée persistante.

Deux injections vaginales cupriques. Pas d'injection intra-utérine; 0,75c sulfate quinine ; vésicatoire de 14 centim.

Le 21. — Le Dr Ferré constate, le matin, les signes stéthoscopiques d'une congestion pulmonaire double, avec crachats sanguinolents, toux quinteuse et pénible; T. à 40°, et pratique une injection intra-utérine, avec 10 litres de la solution cuprique ; la renouvelle à 5 heures, à la dose de 19 litres, et encore à 9 heures du soir, avec 18 litres. La température s'est abaissée à midi à 37°5 et à 38° à 8 h. du soir.

Le 22. — La malade n'a plus toussé et n'a pas craché de sang depuis hier midi ; T. matin 36° ; T. midi 37°2. ; T. 5 h. soir 39° ; T. minuit 37°.

Injection intra-utérine matin et soir, avec dix litres de la solution cuprique, à chaque séance ; Sulfate quinine 0,60c.

Le 23. — La malade paraît fort bien ; la toux est très rare, humide ; l'expectoration muqueuse est facile ; les râles sont franchement muqueux à droite et à gauche. La température est à 37°5. *Pas d'injection intra-utérine.* A midi, la température est à 37°6, mais remonte de 5 h. jusqu'à minuit à 39°. Injection intra-utérine, avec dix litres de la solution cuprique, à 6 h. du soir.

Le 24. — L'état de la malade est très satisfaisant à tous égards : T. matin 36°. T. midi 37°7. T. 5 h. 37°6. T. minuit 36°.

Quoiqu'il en soit, l'expérience de la veille engage à pratiquer deux injections intra-utérines, avec dix litres de la solution cuprique, à chaque séance.

Le 25. — T. 37° matin ; 36° soir.

Le 26. — T. 36°1 matin ; 36°7 soir.

Le 27. — 37° le matin. Cette femme quitte l'établissement, entièrement rétablie.

Le 25 et le 26, on a pratiqué deux injections intra-utérines par jour, avec 10 litres de la solution cuprique ; la fièvre n'a plus reparu depuis le 23 ; l'utérus a considérablement diminué de volume, le col se ferme et n'admet plus le 27 que l'extrémité de l'index. Les phénomènes pulmonaires ont diminué et disparu parallèlement.

OBSERVATION VIII

La femme M. C., âgée de 22 ans, primipare, entre à la Maternité le 12 décembre 1889, à 11 h. du soir, et accouche très naturellement le lendemain, à trois heures du matin, en O. I. D. P.

Injections vaginales au sublimé avant, pendant et après l'accouchement.

13 décembre. — L'état de l'accouchée est satisfaisant : T. matin 36°5 ; 37°1 soir. Deux injections vaginales au sublimé.

14 décembre. — Le ventre est un peu douloureux à la pression, dans la fosse iliaque gauche. T. 38° matin ; 39° soir.

Deux injections vaginales au sublimé.

15 décembre. — Nuit fébrile et sans sommeil ; ventre plus douloureux à la pression, dans la fosse iliaque gauche, ballonné ; langue humide, lochies normales ; T. matin 38°7 39° soir.

Nous abandonnons les injections vaginales au sublimé, pour recourir aux injections intra-utérines, au sulfate de cuivre (1/100), répétées deux fois par jour, à la dose de six litres par séance ; 0,60c sulfate quinine.

16 décembre. — Ventre moins douloureux et moins ballonné ; langue humide ; lochies normales. T. 38°4 matin; 36°8 soir.

Deux injections vaginales cupriques ; une injection intra-utérine, avec 6 litres de la même solution ; 0,60c sulfate quinine.

17 décembre. — Une seule injection intra-utérine a été faite la veille ; la malade est aujourd'hui moins bien :

Ventre ballonné ; garde-robes diarrhéiques ; les lochies ne sont pas fétides ; T. 37°8 matin, 39° soir.

Deux injections intra-utérines cupriques, à 8 litres chacune.

18 décembre. — Mieux général. T. 36°4 matin ; 39° soir.

Deux injections intra utérines, à dix litres chacune.

Le 19. — La malade a pu dormir ; le ventre est à peine sensible à la pression ; les lochies séreuses, et sans odeur fétide.

T. 37°7 matin ; 38°5 soir.

Deux injections intra-utérines cupriques, à 6 litres chacune.

Le 20. — L'amélioration s'accentue ; nuit bonne.

T. matin 37° ; T. soir 38°4. Même traitement que la veille.

Le 21. — La malade est fort bien ; nuit excellente ; ventre insensible ; la matrice est fortement rétractée, tend à se fermer, et la sonde Doléris pénètre avec un peu de difficulté. Le fond de l'utérus est à 3 c. au-dessus de la symphyse pubienne. Lochies normales.

T. matin 37°6 ; T. soir 37°.

Deux injections intra-utérines, à 2 litres chacune.

Le 22. — Même état. Même température.

Une injection intra-utérine, de 2 litres.

Le 23 la malade demande son exeat.

La pratique antiseptique par le sulfate de cuivre, usitée à la Maternité, avait fait de nombreux adeptes parmi les accoucheuses et quelques-uns de nos confrères de la ville ; les excellents résultats obtenus dans la clientèle ordinaire, l'innocuité absolue du sulfate de cuivre, engageaient les premières à persévérer, de plus en plus, dans cette méthode quand survint le décret exigeant que l'antisepsie fut faite par les accoucheuses au moyen du sublimé, seul agent qu'on aurait dû leur interdire, à cause des dangers incontestables qu'il présente.

Mon ami et très distingué confrère, le Dr Lahillonne, ancien élève de polytechnique, auquel j'avais communiqué les résultats fournis par le sulfate de cuivre, dans ma pratique obstétricale, me transmet une observation fort intéressante, qui démontre bien clairement encore la puissance antiseptique de cet agent, qu'il a utilisé avec succès complet dans une fausse-couche redoutable.

Cette observation est d'autant plus remarquable que le sulfate de cuivre n'a été employé qu'*en injections vaginales*, alors que le placenta était retenu, que les lochies étaient fétides et que la fièvre s'était allumée. Dès la première injection, la fièvre et la fétidité des pertes disparurent entièrement ; et, cependant, le placenta était encore dans la cavité utérine. Quoiqu'il en soit, les injections furent continuées, matin et soir; la femme se leva bientôt, d'elle même, vaqua à ses affaires ordinaires et, sans accidents nouveaux, expulsa le placenta le 1er mars 1890, alors que le fœtus avait été expulsé le 29 janvier (Observation IX).

OBSERVATION IX

Relevée par M. le Dr Lahillonne.

Mme L..., devenue enceinte vers le 5 août 1889, eut une grossesse très facile, jusqu'au jour où elle sentit remuer l'enfant, c'est-à-dire le 25 décembre suivant.

Dès le 16 décembre, elle avait eu une perte fétide, de couleur grisâtre. Le 25, cette perte se colorait d'un sang roussâtre. La teinture de chardon-Marie, à la dose de vingt gouttes par jour, fit disparaître le sang de cette perte, qui avait toujours une odeur repoussante et était accompagnée de fièvre. Je me décidai le 27 janvier, devant la persistance de ces symptômes graves, à prescrire une injection vaginale à 38° au sulfate de cuivre à 1/100, à la dose d'un litre, dans le but de déterminer l'avortement, devenu inévitable et qu'il était indispensable de hâter. Il eut lieu le 29, avec rétention du placenta, et je prescrivis la continuation des injections vaginales au sulfate de cuivre, à raison de deux par jour et d'un litre par séance, jusqu'à l'expulsion du placenta, qui n'eut lieu que beaucoup plus tard.

Dès la première injection cuprique, la fièvre cessa ainsi que la fétidité de la perte, pour ne plus reparaître.

Le 11 février, Mme L... se leva d'elle même, vaqua à ses affaires ordinaires, continuant toujours les injections matin et soir, et expulsa le placenta le 1er mars matin. Dès lors, la matrice involua immédiatement et complètement.

Depuis, Mme L... va fort bien. Une fausse couche, faite quelques années auparavant, l'avait rendue très malade. Cette fois, tout s'est fort bien passé.

Nous ne pouvions, après ces observations, que corroborer toutes les conclusions, posées devant l'Académie de Médecine par le professeur Charpentier (séance du 4 mars 1884) ; car, si les observations de septicémie puerpérale, que je viens de citer, établissent nettement la puissance antisepsique de premier ordre du sulfate de cuivre, j'avais, en outre, constaté, dans plus de cent cinquante cas, l'innocuité absolue de cet agent en injections vaginales ou intra-utérines, ses propriétés astringentes et, aussi, l'abaissement du pouls et de la température qu'il détermine.

Mais, en outre de ces propriétés, il en est une autre, que je considère aujourd'hui comme absolument incontestable et très importante, que le Dr Charpentier n'a point signalée et que j'ai minutieusement constatée et fait constater par les élèves de notre Maternité. Je veux parler de l'action énergique qu'exercent sur la rétractilité de l'utérus les injections vaginales au sulfate de cuivre, pratiquées, selon la méthode que j'ai introduite dans notre établissement, immédiatement après la délivrance, et deux fois par jour, à la dose de deux litres par séance, pendant toute la durée des suites de couches. Sous l'influence de ce traitement, appliqué d'ailleurs à tous les cas, même les plus simples, j'ose affirmer que l'involution utérine est extrêmement rapide, que l'utérus diminue chaque jour de deux centimètres en moyenne, et d'une façon presque absolument régulière; qu'au dixième jour, enfin, l'utérus est complètement rentré dans l'excavation pelvienne et a repris, à peu près, son poids et son volume normal, que les lochies ont disparu; qu'à cette date, enfin, j'ai pu, sans un inconvénient quelconque, permettre à mes accouchées de la ville de quitter leur lit, pour s'étendre sur une chaise longue, et qu'au quinzième jour, au plus, elles étaient en état de marcher avec précaution dans leur appartement.

Le sulfate de cuivre abrége donc singulièrement la durée des suites de couches, le séjour au lit, si pénible aux accouchées, et dont la durée exagérée *(autrefois vingt-cinq jours au moins)* n'est pas sans inconvénients sérieux au point de vue des déviations et engorgements de l'utérus, singulièrement favorisés par la lente régression de l'organe et par la position dorsale ou latérale prolongée.

Aujourd'hui, nous pouvons sans appréhensions, permettre aux femmes-mères, toujours si pressées de rentrer chez elles, de quitter l'établissement le 8e jour après l'accouchement. A cette date, le fond de l'utérus est à un centimètre, ou deux au plus, au-dessus de la symphyse pubienne, et quelques jours de repos relatif suffisent à tout remettre en ordre, grâce à la tonicité acquise de l'utérus et du vagin. Nous ne voyons plus, contrairement à ce qui se passait autrefois, les femmes, traitées au sulfate de cuivre, nous revenir avec des accidents utérins plus ou moins graves.

J'ajoute que le sulfate de cuivre est absolument inoffensif, aux doses que nous avons utilisées, et que nous n'avons eu à signaler, sous son influence, l'ombre d'un accident toxique chez les femmes accouchées. De plus, nos élèves et notre excellente accoucheuse en chef, Mme Puyou, qui manient constamment le sulfate de cuivre, n'ont jamais eu d'éruptions ni érosions quelconques sur les mains.

Mon collègue et ami, le Dr Ferré, second médecin-adjoint de la Maternité, m'affirmait que les injections vaginales au sublimé donnaient les mêmes résultats sur l'involution de l'utérus que les injections au sulfate de cuivre ; et je résolus, alors, de faire une expérience comparative, en substituant dans trente cas les injections vaginales au sublimé (1/2000) aux injections cupriques.

Ici, encore, de concert avec Mme Puyou, accoucheuse en chef, nous fîmes les mensurations les plus exactes, et force nous fut de constater que cette méthode de traitement nous donnait au plus une rétraction utérine d'un centimètre par jour ; c'est-à-dire que le sublimé, que je considère comme un excellent *mais dangereux antiseptique*, ne hâte nullement l'involution de l'utérus, qui serait tout aussi rapide, dans les cas ordinaires, en dehors de toute médication antiseptique.

Nous avions l'intention de publier, à l'appui de cette affirmation, deux séries de trente observations chacune: dans la première série, les accouchées ont été traitées exclusivement par le sulfate de cuivre à 1/100 ; dans la seconde série, au contraire, les accouchées ont été traitées par le sublimé à 1/2000. Ces tableaux, que nous avons sous les yeux, établissement nettement, par journée, le degré de la régression utérine et sont tout en faveur du sulfate de cuivre. Mais ce travail, fort long à reproduire, très aride, car il ne comporte que des chiffres, n'aurait pas suffi à convaincre les sceptiques, qui pourraient contester les chiffres eux-mêmes.

Nous demandons, en conséquence, à nos maîtres respectés de l'école et des hôpitaux de Paris de vouloir bien contrôler les résultats énoncés et, en attendant, nous transcrivons ici une note du Dr Monod, premier médecin adjoint de la Maternité, qui a bien voulu suivre nos recherches et se prononce, tout comme nous, en faveur du sulfate de cuivre.

NOTE DU Dr MONOD. — J'ai eu l'occasion, un grand nombre de fois, à la Maternité ou en ville, d'expérimenter le sulfate de cuivre, sous forme de solution à 1/100, pour l'antisepsie obstétricale, et je déclare n'en avoir obtenu que de bons résultats.

Sans parler de l'avantage de son prix peu élevé, il n'a donné lieu entre mes mains à aucun accident, et je suis convaincu, pour ma part, qu'il n'offre pas les dangers d'intoxication que produisent les mercuriaux, et même l'acide phénique, à dose concentrée : en particulier il ne prédispose pas à la diarrhée, à la stomatite, comme les solutions de sublimé. Il salit, mais ne corrode pas les mains et les ongles, et n'attaque pas les instruments et sondes métalliques.

De plus, il a une action remarquable, d'une énergie et d'une rapidité tout-à-fait spéciales, sur la rétraction de l'utérus, et constitue par ce fait un des meilleurs moyens d'enrayer l'hémorrhagie, lorsqu'il y a début ou seulement menace d'inertie utérine. De nombreuses expériences comparatives, faites à la Maternité, ont démontré que la rétraction se faisait deux fois plus vite qu'avec les solutions mercurielles; l'utérus s'abaissant de 0m02 par jour, environ, avec les injections vaginales au sulfate de cuivre, et de 0m01 seulement avec celles du sublimé à 1/2000.

J'ai pu, d'ailleurs, constater deux fois au moins, d'une façon saissante, cette propriété rétractile du sulfate de cuivre, en l'employant en injection vaginale aussitôt après l'expulsion du fœtus (ce qui équivaut à une injection intra-utérine, le col étant encore béant).

J'eus, dans ces deux cas, quelques difficultés pour la délivrance qui a traîné en longueur, le col s'étant refermé et le placenta restant emprisonné, après son décollement, dans l'utérus fortement revenu sur lui-même. Je ne puis attribuer cette légère complication à une autre cause qu'au liquide antiseptique employé, et je me suis promis à l'avenir, ou bien de supprimer cette première injection intermédiaire à l'accouchement et à la délivrance, ou bien, dans les rares cas où je la jugerais indispensable, de substituer au sulfate de cuivre la solution saturée d'acide borique.

D'autre part, je n'ai jamais remarqué que le sulfate de cuivre, par ses propriétés astringentes, augmentât les tranchées utérines, en déterminant la formation de caillots volumineux, péniblement expulsés : au contraire, j'ai toujours vu les lochies normales, sans coliques vives, et des suites de couches très régulières et de courte durée.

Aussi, suis-je disposé à employer le sulfate cuivre, indifféremment avec l'acide borique, comme antiseptique habituel dans tous les accouchements normaux et à donner la préférence à ce dernier dans tous les cas compliqués, où l'inertie utérine ou l'infection secondaire, à un degré quelconque, sont à redouter.

Pau, le 10 mars 1890.

Et, maintenant, si la puissance antiseptique et la parfaite innocuité du sulfate de cuivre sont incontestablement démontrées ; si, d'autre part, il est certain que le sublimé a produit, en obstétrique, de très nombreux empoisonnements, dont plusieurs mortels, et cela entre les mains les plus habiles et les plus prudentes, on peut se demander pourquoi l'Académie de Médecine a imposé aux sages-femmes (forcément inexpérimentées en la matière) l'emploi d'un produit si dangereux, alors qu'on avait, sous la main, un agent antiseptique tout aussi puissant, absolument inoffensif et, j'ajoute, bien supérieur au sublimé par son action rapide sur la régression de l'utérus.

RÈGLEMENT ANTISEPTIQUE

DE LA

MATERNITÉ DE PAU

A. — Avant l'accouchement

ARTICLE 1er. — En tout temps, les élèves-accoucheuses sont tenues à une propreté rigoureuse des avant-bras et des ongles : *Les ongles seront coupés courts et nettoyés plusieurs fois par jour, comme les mains et les avant-bras, au savon noir et à la brosse.*

ART. 2. — *Avant de pénétrer dans la salle d'opération ou dans les chambres des femmes pensionnaires*, les élèves, désignées de service, se laveront les avant-bras, les mains et les ongles à l'eau ordinaire, au savon noir et à la brosse.

Si la femme enceinte entre dans la Maternité quelques jours avant le début du travail, l'élève de service lui administrera chaque jour, matin et soir, une injection vaginale avec la solution de sulfate de cuivre à 1/200.

B. — Pendant le travail

Art. 3. — *Avant d'approcher d'une femme en travail*, les élèves, désignées de service, purifieront leurs avant-bras et leurs mains, en les lavant à la solution de sublimé à 1/1000. *Elles auront soin de brosser soigneusement leurs ongles, pour faire pénétrer le liquide désinfectant dans les moindres interstices.*

Art. 4. — *Pendant toute la durée des soins*, les élèves-accoucheuses garderont les avant-bras nus ; les manches seront donc retroussées et solidement fixées à quelques centimètres au-dessus du pli du coude. Le lavage des mains, des avant-bras, des ongles sera répété à la moindre souillure, à l'eau ordinaire et à la solution de sublimé à 1/1000.

Art. 5. — Nul ne pourra toucher la femme en travail, sans avoir pris les précautions indiquées ci-dessus et avoir enduit le doigt indicateur de vaseline phéniquée.

Art. 6. — La salle d'opération sera, dès l'entrée de la femme en travail, purifiée par une vaporisation phéniquée, assez prolongée pour former une buée qui sera renouvelée de temps en temps.

Art. 7. — Dès le début du travail, on administrera un lavement ordinaire, pour vider l'intestin, et une injection vaginale avec un litre ou un demi-litre de la solution de sulfate de cuivre à 1/100, chauffée à 35°c.

Les canules rectales et vaginales seront soigneusement désinfectées, avant et après l'opération, dans un bain de sulfate de cuivre à 1/100 ou de sublimé à

1/1000 et seront enduites de vaseline ou d'huile phéniquée avant l'introduction.

Art. 8. — La vulve, le mont de Vénus, le pli des aines, la face interne des cuisses, le pli génito-crural, le plancher périnéal seront soigneusement lavés avec la solution de sulfate de cuivre à 1/100. Les compresses, qui serviront à la toilette, seront préalablement désinfectées par le séjour prolongé dans une solution de sublimé à 1/1000.

C. — Après l'expulsion du fœtus

Art. 9. — *Toilette du nouveau-né.* — Dès que la toilette ordinaire du nouveau-né sera terminée, l'élève, *spécialement désignée pour ce service*, oindra le corps du nouveau-né d'une légère couche de vaseline phéniquée à 1/200 et l'enveloppera ainsi dans les langes.

Art. 10. — A moins de nécessité absolue, l'élève, chargée de la toilette du nouveau-né, n'approchera plus de la femme en travail. Si, cependant, ses soins devenaient indispensables, cette élève aurait soin de procéder préalablement à un lavage minutieux de ses avant-bras, de ses mains et des ongles à l'eau ordinaire et au savon noir, puis à la désinfection complète par la solution de sublimé à 1/1000.

D. — Après la délivrance

Art. 11. — Une demi-heure environ après la délivrance, il sera fait un lavage minutieux des mains, des parties génitales externes et, en un mot, de toutes les parties maternelles plus ou moins souillées, avec la solution de sulfate de cuivre à 1/100, chauffée à 35° c.

Art. 12. — Immédiatement après la première toilette, on administrera une injection vaginale avec un litre de la même solution au sulfate de cuivre à 35° c.

S'il survenait une hémorrhagie après la délivrance, on administrerait immédiatement une injection vaginale, avec un litre au moins de la solution de sulfate de cuivre à 1/100, portée à la température de 48° centigr.

Toutes les fois que la femme aura accouché d'un enfant mort, qu'il y aura eu écoulement prématuré des eaux, délivrance artificielle, intervention quelconque, il sera fait une injection intra-utérine avec la solution au sulfate de cuivre à 35° c.

Art. 13. — Avant de transporter la femme accouchée dans la chambre qu'elle doit occuper, on aura soin d'appliquer sur les parties génitales externes une compresse de toile, préalablement trempée dans la solution de sulfate de cuivre à 1/100.

E. — Pendant les suites-de-couches

Art. 14. — La chambre de l'accouchée sera, autant que possible, prête à la recevoir depuis la veille.

Il importe de mettre cette pièce en parfait état de propreté, deux heures, *au moins*, avant que l'accouchée en prenne possession.

Une heure avant d'être occupée, cette chambre sera désinfectée par une vaporisation d'acide phénique à 1/200, et le plancher sera arrosé avec la solution de sublimé à 1/1000.

Art. 15. — Une section d'élèves sera spécialement, et *exclusivement*, chargée de la toilette des femmes en couches, et une autre section sera spécialement, et *exclusivement*, chargée de la toilette des nouveau-nés.

Art. 16. — En aucun cas, les élèves, chargées de la toilette des nouveau-nés, ne pourront donner des soins aux femmes en couches, sans avoir pris, préalablement les précautions les plus minutieuses de désinfection, indiquées à l'article 17.

Art. 17. — Les élèves, préposées à la toilette des femmes en couches, n'approcheront de ces dernières qu'après avoir procédé à la désinfection complète de leurs avant-bras, des mains et des ongles; les manches seront retroussées à quelques centimètres au-dessus du pli du coude, pendant toute la durée des soins.

Art. 18. — La toilette des femmes sera pratiquée le matin à 7 heures et le soir à 8 heures. Elle se composera essentiellement :

1° D'une injection vaginale avec un litre de la solution de sulfate de cuivre à 1/100,

2° Du lavage rigoureux de la vulve, du mont de Vénus, du pli de l'aine, de la région périnéale, du pli génito-crural et de la face interne des cuisses avec la même solution.

Art. 19. — Dès que la toilette sera terminée, l'élève aura soin d'oblitérer la vulve avec une compresse de toile, trempée dans la solution de sulfate de cuivre à 1/100, ou dans une solution de sublimé à 1/1000.

Art. 20. — Une canule rectale, une canule vaginale, en verre, seront spécialement affectées à chaque chambre d'accouchée, et ces instruments ne seront employés qu'après désinfection prolongée dans une solution de sublimé à 1/1000.

Art. 21. — Dans toute chambre d'accouchée, sera déposée une cuvette, renfermant un litre d'une solution de sublimé à 1/1000. Les canules rectales et vaginales seront baignées dans cette solution, avant et après chaque opération.

Art. 22. — Les chambres seront aérées, au moins trois fois par jour, et les fenêtres resteront constamment ouvertes dans la journée, si le temps le permet.

Les chambres ne seront balayées qu'après avoir été préalablement bien arrosées avec la solution de sublimé à 1/1000, et avec toutes les précautions nécessaires pour ne pas soulever de poussière.

Les souillures quelconques du plancher seront rapidement et soigneusement enlevées ; le parquet sera nettoyé et lavé avec des linges mouillés dans la solution de sublimé à 1/1000.

Art. 23. — En cas de frisson et de phénomènes infectieux, l'un des médecins de la Maternité pratiquera des injections intra-utérines avec une solution de sulfate de cuivre à 1/100.

N. B. — En tout temps les vases, destinés à la toilette et aux nécessités ordinaires des femmes en couches, seront immédiatement enlevés, après usage, lavés et soigneusement désinfectés à la solution de sulfate de cuivre.

PAU. — IMP. G. CAZAUX, 11 RUE DE LA PRÉFECTURE.

LIBRAIRIE G. MASSON

120, BOULEVARD SAINT-GERMAIN, A PARIS

Traité théorique et pratique d'obstétrique médicale et chirurgicale, par le Dr ROBERT BARNES, accoucheur consultant de St-George's Hospital, etc., et le Dr FANCOURT BARNES, accoucheur du Great Northern Central Hospital, etc. Traduit et annoté par le Dr A.-E. CORDES, ancien élève-résident du « Rotunda Hospital » de Prague. 1 volume gr. in-8° avec 180 figures dans le texte . . 18 fr.

Traité clinique des maladies des femmes, par le Dr ROBERT BARNES, traduit de l'anglais par le Dr A. CORDES, précédé d'une préface du professeur PAJOT. 1 volume gr. in-8°, avec 170 figures dans le texte. . . . . 16 fr.

Manuel d'accouchements, comprenant la pathologie de la grossesse et les suites de couches, par le professeur SCHRODER ; traduit sur la 4e édition et annoté par le Dr CHARPENTIER, professeur agrégé à la Faculté de médecine de Paris. 1 vol. grand in-8° de 750 pages, avec 155 figures dans le texte. . . . . 14 fr.

Traité des maladies puerpérales. Etude clinique par le Dr F. SIREDEY, médecin de l'hôpital Lariboisière. 1 vol. gr. in-8° avec 15 tracés thermométriques dont deux planches hors texte . . . . 15 fr.

Conférences cliniques sur les maladies des femmes, par M. G. BERNUTZ, membre de l'Académie de médecine, médecin honoraire des hôpitaux. 1 fort volume in-8° . . . . 12 fr.

Manuel d'obstétrique ou aide-mémoire de l'élève et du praticien, par M. le Dr NIELLY, 2e édit. revue et augmentée, avec 43 fig. dans le texte. . . . . 5 fr.

Traité clinique et pratique des maladies des femmes, par le Dr E. GUIBOUT, médecin de l'hôpital Saint-Louis, 1 volume in-8° . . . . 6 fr.

Affections chirurgicales des reins, des uretères et des capsules surrénales, par le Dr LE DENTU, professeur agrégé à la Faculté de médecine de Paris, chirurgien des Hôpitaux. 1 vol. in-8°, avec figures . . . . 15 fr.

Précis de manuel opératoire. Ligatures, Amputations, Résections, etc., par M. L.-H. FARABEUF, professeur agrégé à la Faculté de médecine de Paris, chef des travaux anatomiques. 3e édition, entièrement revue et augmentée des résections ; 1 volume petit in-8°, avec 600 gravures dans le texte. . . . . 15 fr.

Dr C. ROBERT : **Des maladies utérines et de leur traitement** par le seigle ergoté, le sulfate de quinine, l'électricité, les eaux sulfureuses en général et plus spécialement par les eaux de Cauterets, 1 volume in-8°. . . . . 4 fr.

Dr C. ROBERT : **De l'action révélatrice et bienfaisante des eaux sulfureuses de Cauterets** dans la diathèse palustre, 1 vol. in-8° . . . . 2 fr.

www.ingramcontent.com/pod-product-compliance
Lightning Source LLC
LaVergne TN
LVHW050436160826
845677LV00002BA/733

* 9 7 8 2 3 2 9 6 7 6 4 2 5 *